LIBERTÀ RICONQUISTATA: I MODI MIGLIORI PER SMETTERE DI FUMARE

Sylvain MILON

SYLVAIN MILON

CONTENUTI

INTRODUZIONE

Freedom Regained: The Best Methods for Quitting Smoking è una guida completa e pratica pensata per aiutare i fumatori a liberarsi dalla dipendenza dal tabacco. Il libro copre tutti gli aspetti del processo di disassuefazione, fornendo consigli pratici, strategie efficaci e informazioni basate sull'evidenza.

Il capitolo introduttivo illustra i pericoli del fumo e le conseguenze dannose per la salute, sensibilizzando i lettori sui rischi connessi. Il libro incoraggia poi i lettori a prendere la decisione di smettere di fumare, sottolineando i numerosi benefici che ne derivano. Spiega inoltre perché è essenziale fissare obiettivi realistici e prepararsi mentalmente prima di iniziare il processo di disassuefazione.

Nei capitoli successivi vengono esaminati in dettaglio i diversi metodi per smettere di fumare. I lettori vengono guidati attraverso opzioni quali la terapia sostitutiva della nicotina, la terapia cognitivo-comportamentale, l'agopuntura e altri approcci alternativi. Ogni metodo viene presentato in modo oggettivo, fornendo informazioni sulla sua efficacia e sulle prove scientifiche a suo sostegno.

Il libro esamina anche i sintomi dell'astinenza e offre consigli pratici su come gestirli in modo efficace. Sottolinea l'importanza di rafforzare la motivazione e la forza di volontà, nonché di prevenire le ricadute evitando le insidie più comuni. Si parla anche del sostegno sociale e familiare, sottolineando l'importanza di un ambiente di supporto durante il processo di abbandono.

Infine, il libro offre consigli per adottare nuove abitudini di vita sane e gestire lo stress e le emozioni senza ricorrere al tabacco. Si conclude con le strategie per mantenere la libertà e prevenire le ricadute a lungo termine.

Questa guida pratica, sostenuta da ricerche scientifiche, è stata concepita per dare ai fumatori gli strumenti e le conoscenze necessarie per riuscire a smettere di fumare. Che siate fumatori occasionali o di lunga data, "Freedom Regained: The Best Methods for Quitting Smoking" è il vostro alleato per una vita senza tabacco.

CAPITOLO 1: I PERICOLI DEL FUMO

Il fumo è un'abitudine diffusa in tutto il mondo, ma è essenziale comprendere i numerosi pericoli a cui i fumatori sono esposti. In questo capitolo esploriamo gli effetti nocivi del fumo sulla salute, evidenziando i rischi che corrono i fumatori e coloro che li circondano.

1.1 Le malattie legate al tabacco

Il fumo è strettamente associato a una serie di gravi malattie che possono avere un notevole impatto sulla qualità della vita dei fumatori. Una delle conseguenze più note è il cancro. Il fumo è la causa principale del cancro ai polmoni, ma è anche legato ad altri tipi di cancro come quelli della bocca, della gola, dell'esofago, della vescica e del pancreas. Le sostanze tossiche presenti nel fumo di sigaretta danneggiano le cellule e favoriscono la formazione di tumori.

Oltre al cancro, il fumo è un importante fattore di rischio per le malattie cardiovascolari. Le sostanze chimiche contenute nel fumo di sigaretta contribuiscono all'accumulo di placche grasse nelle arterie, che possono portare a problemi come l'arteriosclerosi, l'infarto, l'ictus e l'ipertensione.

1.2 Effetti sul sistema respiratorio

Il fumo ha un impatto considerevole sul sistema respiratorio. I fumatori hanno maggiori probabilità di sviluppare patologie come la bronchite cronica e l'enfisema, note come broncopneumopatia cronica ostruttiva (BPCO). Queste malattie rendono difficile la respirazione, causano tosse persistente e portano a una riduzione della capacità polmonare. I fumatori hanno anche un rischio maggiore di infezioni respiratorie come polmonite e bronchite acuta.

1.3 L'impatto sulla salute degli altri

Il fumo non influisce solo sulla salute dei fumatori, ma anche di coloro che li circondano. L'esposizione al fumo di seconda mano, noto anche come fumo passivo, comporta gravi rischi per la salute. I non fumatori che inalano il fumo passivo sono esposti alle stesse sostanze tossiche dei fumatori. Possono quindi sviluppare problemi respiratori, malattie cardiovascolari ed essere più soggetti a infezioni.

Inoltre, le donne in gravidanza che fumano o sono esposte al fumo passivo corrono rischi per la propria salute e per quella del loro bambino. Il fumo in gravidanza è associato a un maggior rischio di complicazioni come parto prematuro, aborto spontaneo, basso peso alla nascita e malformazioni congenite.

1.4 Dipendenza da nicotina

Il tabacco contiene nicotina, una sostanza che crea una forte dipendenza. Quando viene inalata, la nicotina raggiunge rapidamente il cervello e crea una dipendenza fisica e psicologica.

I fumatori sentono il bisogno di fumare per soddisfare il loro desiderio di nicotina, rendendo estremamente difficile smettere.

La dipendenza da nicotina è uno dei principali ostacoli allo smettere di fumare. I sintomi di astinenza, come irritabilità, ansia, disturbi del sonno e desiderio intenso, possono rendere il processo di abbandono particolarmente difficile. Tuttavia, è importante capire che la dipendenza da nicotina può essere superata con i metodi e il sostegno giusti.

In conclusione, il fumo presenta numerosi rischi per la salute. I fumatori sono esposti a un rischio maggiore di sviluppare malattie gravi come il cancro, le malattie cardiovascolari e le malattie polmonari. Inoltre, il fumo influisce anche sulla salute dei non fumatori, in particolare di quelli esposti al fumo passivo. È quindi fondamentale essere consapevoli di questi pericoli e adottare misure per liberarsi dalla dipendenza dal tabacco. Nei prossimi capitoli esploreremo i metodi migliori per smettere di fumare e tornare a una vita senza fumo, sinonimo di salute e libertà.

CAPITOLO 2: DECIDERE DI SMETTERE DI FUMARE

Decidere di smettere di fumare è un passo essenziale verso una vita più sana e soddisfacente. In questo capitolo esploreremo le diverse motivazioni che possono portare a questa decisione, i benefici dello smettere di fumare e i potenziali ostacoli che si possono incontrare.

2.1 Trovare la motivazione

Il primo passo per smettere di fumare è trovare la propria motivazione. Ognuno ha ragioni diverse per smettere di fumare, che si tratti di preoccupazione per la propria salute, di preservare le proprie relazioni, di migliorare il proprio aspetto o di proteggere i propri cari dal fumo passivo. Prendetevi del tempo per pensare a ciò che vi spinge davvero a smettere di fumare.

Può essere utile stilare un elenco dei vantaggi che si potrebbero ottenere smettendo di fumare. Pensate alla vostra salute e al miglioramento della vostra qualità di vita. Considerate anche il risparmio economico che potreste ottenere smettendo di fumare. Più forte è la motivazione, più facile sarà affrontare le sfide che ci attendono.

2.2 I vantaggi di smettere di fumare

Smettere di fumare ha molti vantaggi per la salute e il benessere. In primo luogo, la salute migliora notevolmente. I polmoni si liberano delle sostanze tossiche presenti nel fumo di sigaretta, rendendo più facile la respirazione e riducendo i problemi respiratori. Il rischio di sviluppare malattie gravi come il cancro, le malattie cardiovascolari e le malattie polmonari diminuirà gradualmente.

Smettendo di fumare, si riacquista anche una pelle più sana e un colorito più luminoso. Il fumo di sigaretta contribuisce all'invecchiamento precoce della pelle, alla comparsa di rughe e a un colorito spento. Smettendo di fumare, si favorisce una migliore circolazione sanguigna, che migliora l'aspetto della pelle.

Smettere di fumare avrà un impatto positivo anche sulle relazioni sociali. Non sarete più infastiditi dall'odore di fumo sui vestiti e sull'alito, il che aumenterà la vostra fiducia in voi stessi e la vostra autostima. Inoltre, proteggerete i vostri cari dai pericoli del fumo passivo, contribuendo così a proteggere la loro salute.

2.3 Ostacoli allo smettere di fumare

Sebbene i vantaggi di smettere di fumare siano molti, è importante riconoscere i potenziali ostacoli che si possono incontrare. La dipendenza da nicotina è uno dei principali ostacoli allo smettere di fumare. I sintomi di astinenza, come irritabilità, ansia, disturbi del sonno e desiderio intenso, possono rendere difficile il processo di abbandono del fumo.

Può anche capitare di trovarsi in situazioni o momenti di stress che fanno venire voglia di accendere una sigaretta. Identificate questi momenti e preparatevi ad affrontarli mettendo in atto strategie di gestione dello stress e alternative sane per distrarsi.

Anche l'influenza dell'ambiente sociale può rappresentare una sfida. Se si è circondati da fumatori o si frequentano luoghi dove il fumo è comune, può essere più difficile resistere alla tentazione. Parlate con le persone che vi circondano e chiedete loro di sostenervi nei vostri sforzi per smettere di fumare.

In conclusione, prendere la decisione di smettere di fumare è un atto coraggioso che gioverà alla vostra salute. Trovate la vostra motivazione personale e concentratevi sui benefici che otterrete smettendo di fumare. Siate consapevoli dei potenziali ostacoli e preparatevi a superarli. Nei prossimi capitoli esploreremo i metodi e le strategie più efficaci per aiutarvi a raggiungere il vostro obiettivo di una vita senza tabacco.

CAPITOLO 3: DEFINIRE OBIETTIVI REALISTICI

Quando si decide di smettere di fumare, è importante fissare obiettivi realistici e raggiungibili. In questo capitolo analizzeremo l'importanza di fissare obiettivi chiari, i vantaggi di renderli realistici e le strategie per raggiungerli.

3.1 L'importanza di definire obiettivi chiari

Fissare obiettivi chiari è essenziale per riuscire a smettere di fumare. Un obiettivo chiaro vi dà una direzione precisa e vi permette di misurare i vostri progressi. Invece di dire semplicemente "voglio smettere di fumare", fissate obiettivi specifici e misurabili come "smetterò di fumare nelle prossime tre settimane" o "dimezzerò il mio consumo di sigarette entro la fine del mese".

Avere degli obiettivi chiari vi manterrà motivati e concentrati sul vostro percorso per smettere di fumare. Potete anche dividere l'obiettivo principale in sotto-obiettivi più piccoli e raggiungibili. In questo modo otterrete una serie di piccole vittorie che aumenteranno la vostra fiducia in voi stessi e vi incoraggeranno a continuare i vostri sforzi.

3.2 I vantaggi di fissare obiettivi realistici

Fissare obiettivi realistici è fondamentale per mantenere la motivazione ed evitare sentimenti di frustrazione e fallimento. È importante riconoscere che smettere di fumare è un processo individuale e che può variare da persona a persona. Fissare obiettivi troppo ambiziosi o irrealistici può creare una pressione eccessiva e demoralizzarvi se non li raggiungete.

Fissando obiettivi realistici, si ha una reale possibilità di raggiungerli e di festeggiare i propri progressi. Per esempio, se siete fumatori abituali, l'obiettivo di ridurre gradualmente il consumo di sigarette piuttosto che smettere di colpo può essere più realistico ed efficace per voi.

3.3 Strategie per raggiungere gli obiettivi

Per raggiungere gli obiettivi di smettere di fumare, è importante mettere in atto strategie efficaci. Ecco alcuni consigli per aiutarvi:

1. Pianificate l'abbandono: fissate una data specifica per smettere di fumare. Preparatevi mentalmente e fisicamente identificando le situazioni o le abitudini associate al fumo che dovrete cambiare.

2. Cercare un sostegno: parlate a chi vi sta vicino della vostra decisione di smettere di fumare e chiedete il loro sostegno. Potreste anche prendere in considerazione la possibilità di unirvi a gruppi di sostegno o di consultare un professionista sanitario specializzato nella cessazione del fumo.

3. Utilizzare sostituti della nicotina: i sostituti della nicotina,

come cerotti, gomme o inalatori, possono aiutare ad alleviare i sintomi dell'astinenza e a ridurre gradualmente la dipendenza dalla nicotina.

4. Adottare nuove abitudini: individuare i momenti o le attività che inducono a fumare e sostituirli con nuove abitudini sane. Ad esempio, se siete soliti fumare dopo i pasti, provate a fare una breve passeggiata.

5. Affrontare le voglie: Le voglie possono essere intense, ma sono temporanee. Utilizzate tecniche di rilassamento, come la respirazione profonda, per aiutarvi a superarle. Anche distrarre la mente facendo qualcosa che ci piace può essere efficace.

Stabilendo obiettivi realistici e mettendo in atto strategie adeguate, aumenterete le possibilità di smettere con successo. Ricordate che ogni passo verso una vita senza fumo è di per sé una vittoria. Nei prossimi capitoli esploreremo altre tecniche e consigli per aiutarvi a raggiungere i vostri obiettivi e a liberarvi definitivamente dalla dipendenza dal tabacco.

CAPITOLO 4: PREPARAZIONE MENTALE

La preparazione mentale è una parte essenziale per smettere di fumare con successo. In questo capitolo esploreremo l'importanza della preparazione mentale, le strategie per aumentare la motivazione e la resilienza e le tecniche per affrontare i pensieri negativi.

4.1 L'importanza della preparazione mentale

Prepararsi mentalmente è essenziale per affrontare le sfide e le tentazioni che possono sorgere quando si smette di fumare. La dipendenza dalla nicotina è sia fisica che psicologica, quindi è fondamentale essere preparati ai sintomi di astinenza e alle voglie.

La preparazione mentale implica lo sviluppo di un atteggiamento positivo, di fiducia in se stessi e di una solida motivazione per riuscire a smettere di fumare. Ciò implica la comprensione del motivo per cui si vuole smettere, la visualizzazione della propria vita senza tabacco e l'adozione di un approccio proattivo alle eventuali difficoltà che possono sorgere.

4.2 Rafforzare la motivazione e la resilienza

Rinforzare la motivazione e la resistenza è essenziale per mantenere la determinazione a smettere di fumare. Ecco alcune strategie per aiutarvi a farlo:

- Identificate le vostre motivazioni: Dedicate un po' di tempo a riflettere sul motivo per cui volete smettere di fumare. Quali sono i vantaggi per la vostra salute, il vostro aspetto, le vostre relazioni o la vostra situazione finanziaria? Scriveteli e rileggeteli quando avete bisogno di un promemoria motivante.

- Visualizzate il vostro successo: immaginate di vivere una vita senza fumo, in piena salute e con il controllo delle vostre scelte. Visualizzatevi mentre affrontate situazioni in cui normalmente fumereste e superatele con successo. Questa visualizzazione positiva aumenterà la vostra motivazione e la fiducia in voi stessi.

- Circondatevi di sostegno: cercate il supporto di familiari e amici o di gruppi di sostegno specializzati nello smettere di fumare. Condividere i propri obiettivi con altre persone che capiscono cosa si sta passando può aiutare a rimanere motivati e a superare i momenti difficili.

4.3 Affrontare i pensieri negativi

Durante il processo di disassuefazione dal fumo, è comune sperimentare pensieri negativi o dubbi sulla propria capacità di riuscita. È importante sviluppare strategie per affrontare questi pensieri e trasformarli in pensieri positivi e costruttivi.

- Identificare i pensieri negativi: essere consapevoli dei pensieri negativi che sorgono quando ci si trova di fronte al desiderio di fumare o a una difficoltà legata alla cessazione del fumo. Identificate questi pensieri e sostituiteli con altri positivi. Ad esempio, invece di dire a voi stessi "non ce la faccio", dite a voi stessi "sono in grado di superare questo desiderio e di condurre una vita senza fumo".

- Utilizzare affermazioni positive: creare affermazioni positive e ripeterle regolarmente per aumentare la fiducia in se stessi. Per esempio, dite a voi stessi "Sono forte e posso riuscire a smettere di fumare" o "Mi sto prendendo cura della mia salute scegliendo di vivere senza fumo".

- Praticare la mindfulness: la mindfulness è una tecnica che prevede la piena consapevolezza del momento presente, senza giudizio. Quando sentite un desiderio o un pensiero negativo, prendetevi qualche momento per concentrarvi sul respiro, osservate i vostri pensieri senza attaccarvi ad essi e lasciateli passare. La mindfulness aiuta ad allontanarsi dai pensieri e a sviluppare un atteggiamento più positivo e distaccato.

Preparandovi mentalmente, rafforzando la vostra motivazione e resistenza e affrontando i pensieri negativi, sarete più preparati a smettere di fumare. La preparazione mentale è una chiave importante per superare le sfide che possono sorgere durante il processo di disassuefazione. Nei prossimi capitoli esploreremo altre strategie e strumenti per aiutarvi a raggiungere i vostri obiettivi e a vivere una vita senza fumo.

CAPITOLO 5:
SCEGLIERE IL METODO
PIÙ ADATTO A VOI

Quando si decide di smettere di fumare, ci sono molti metodi disponibili per aiutarvi nel percorso. In questo capitolo esploreremo le diverse opzioni per smettere di fumare, i vantaggi e gli svantaggi di ciascun metodo e i consigli per scegliere quello più adatto a voi.

5.1 Le diverse opzioni per smettere di fumare

Ci sono diverse opzioni per smettere di fumare tra cui scegliere. Ecco i metodi più comuni:

- Smettere a freddo: si tratta di smettere di fumare da un giorno all'altro, senza ricorrere a sostituti della nicotina. Questo metodo richiede una forte forza di volontà e una solida preparazione mentale, ma può essere molto efficace per alcune persone.

- Sostituti della nicotina: i sostituti della nicotina, come cerotti, gomme da masticare, inalatori o compresse da succhiare, forniscono una dose controllata di nicotina per alleviare i sintomi dell'astinenza. Possono aiutare a ridurre gradualmente la dipendenza dalla nicotina.

- Farmaci da prescrizione: esistono farmaci da prescrizione, come la vareniclina (Champix) o il bupropione (Zyban), che possono aiutare a ridurre il desiderio e i sintomi di astinenza. Questi farmaci agiscono sui recettori della nicotina nel cervello.

- Terapia comportamentale: la terapia comportamentale è un approccio che mira a modificare i comportamenti e le abitudini legati al fumo. Può includere tecniche come la gestione dello stress, la ristrutturazione cognitiva e il rinforzo positivo.

5.2 Vantaggi e svantaggi dei diversi metodi

Ogni metodo per smettere di fumare presenta vantaggi e svantaggi, ed è importante tenerne conto quando si sceglie il metodo più adatto alle proprie esigenze.

- Interruzione improvvisa: il vantaggio di questo metodo è che consente di smettere in modo rapido e deciso. Tuttavia, i sintomi di astinenza possono essere più intensi e ci vuole una grande forza di volontà per mantenere questa cessazione senza un supporto esterno.

- Sostituti della nicotina: i sostituti della nicotina offrono un'alternativa più blanda, fornendo una dose controllata di nicotina per alleviare i sintomi dell'astinenza. Tuttavia, possono prolungare la dipendenza da nicotina e richiedono un uso regolare e appropriato.

- Farmaci da prescrizione: i farmaci da prescrizione possono essere efficaci per ridurre il desiderio, ma possono avere effetti collaterali e devono essere usati sotto controllo medico.

- Terapia comportamentale: la terapia comportamentale viene utilizzata per trattare gli aspetti psicologici e comportamentali della dipendenza da tabacco. Può essere efficace a lungo termine, ma richiede impegno e partecipazione attiva.

5.3 Consigli per scegliere il metodo più adatto a voi

Per aiutarvi a scegliere il metodo per smettere di fumare più adatto a voi, ecco alcuni consigli:

- Consultare un professionista della salute: rivolgersi a un medico, a un farmacista o a uno specialista della disassuefazione dal fumo per ottenere consigli personalizzati in base alla propria situazione e alle proprie esigenze.

- Tenete conto delle vostre preferenze personali: pensate alle vostre preferenze in termini di metodo di interruzione, modalità di somministrazione (cerotti, gomme da masticare, ecc.) e supporto desiderato.

- Valutare le proprie abitudini e la propria dipendenza: prendere in considerazione il proprio livello di dipendenza dalla nicotina, le proprie abitudini di fumo e i propri fattori scatenanti. Alcuni metodi possono essere più adatti alle vostre esigenze specifiche.

- Siate pronti a modificare il vostro approccio: potrebbe essere necessario provare diversi metodi o combinare più approcci per trovare quello che funziona meglio per voi.

Scegliendo il metodo di disassuefazione dal fumo più adatto a voi, aumenterete le probabilità di successo nei vostri sforzi per smettere di fumare. Ricordate che non esiste un metodo unico che vada bene per tutti ed è importante trovare quello più adatto a voi. Nei prossimi capitoli vedremo altre strategie e consigli per aiutarvi nel vostro percorso verso una vita senza fumo.

CAPITOLO 6: SOSTITUTI DELLA NICOTINA

I prodotti sostitutivi della nicotina sono progettati per aiutare i fumatori a smettere di fumare fornendo una dose controllata di nicotina. In questo capitolo esploreremo i diversi tipi di sostitutivi della nicotina disponibili, il loro funzionamento e i vantaggi e gli svantaggi del loro utilizzo.

6.1 I diversi tipi di prodotti sostitutivi della nicotina

Esistono diversi tipi di terapia sostitutiva della nicotina tra cui scegliere, a seconda delle proprie preferenze ed esigenze. Ecco i principali tipi:

- Cerotti: i cerotti sono dispositivi adesivi che si applicano sulla pelle. Rilasciano lentamente nicotina nel corpo durante la giornata. I cerotti sono pratici perché non richiedono azioni particolari e possono essere utilizzati con discrezione.

- Gomme da masticare: Le gomme da masticare sono gomme appositamente formulate per contenere nicotina. Si mastica la gomma e la nicotina viene assorbita dalle mucose della bocca. La gomma da masticare è pratica perché consente di controllare la dose di nicotina in base alle proprie esigenze.

- Inalatori: gli inalatori sono dispositivi simili alle sigarette elettroniche. Contengono una cartuccia di nicotina che viene inalata, simulando l'atto del fumare. Gli inalatori offrono un'alternativa gestuale ai fumatori che hanno bisogno di qualcosa da tenere tra le dita.

- Compresse da succhiare: le compresse da succhiare vengono messe in bocca e la nicotina viene rilasciata quando si dissolvono. Offrono un'opzione discreta e possono essere utilizzate in situazioni in cui la gomma da masticare non è praticabile.

6.2 Come funzionano i prodotti sostitutivi della nicotina

I sostituti della nicotina funzionano fornendo al corpo una quantità controllata di nicotina, senza le altre sostanze tossiche presenti nel fumo di sigaretta. Aiutano ad alleviare i sintomi dell'astinenza e a ridurre il desiderio.

La nicotina contenuta nei sostituti viene assorbita dall'organismo attraverso le mucose della bocca, della pelle o dei polmoni, a seconda del tipo di sostituto utilizzato. Raggiunge quindi il cervello e si lega ai recettori della nicotina, innescando il rilascio di dopamina, un neurotrasmettitore legato al piacere e alla ricompensa.

Fornendo una dose controllata di nicotina, i sostituti della nicotina aiutano a ridurre i sintomi dell'astinenza, come le voglie, l'irritabilità e la frustrazione. Inoltre, interrompono il legame tra la nicotina e le azioni abituali associate al fumo.

6.3 Vantaggi e svantaggi dei sostituti della nicotina

L'uso di prodotti sostitutivi della nicotina presenta sia vantaggi che svantaggi. Ecco una panoramica dei principali punti da considerare:

- Vantaggi :

  - Riduzione dei sintomi di astinenza: i sostituti della nicotina aiutano a ridurre i sintomi di astinenza, come il desiderio e l'irritabilità, rendendo più facile smettere di fumare.

  - Controllo della dose di nicotina: è possibile scegliere la dose corrispondente al proprio livello di dipendenza e ridurla gradualmente nel tempo.

  - Disponibilità e accessibilità: i sostituti della nicotina sono ampiamente disponibili al banco in farmacia e nei negozi, il che li rende facilmente accessibili.

- Svantaggi :

  - Mantenimento della dipendenza da nicotina: l'uso di sostituti della nicotina può prolungare la dipendenza da nicotina, anche se in forme meno dannose delle sigarette.

  - Possibili effetti collaterali: alcuni utenti possono manifestare effetti collaterali come mal di testa, nausea, irritazione della bocca o della pelle. Questi effetti sono generalmente temporanei e scompaiono nel tempo.

È importante notare che i sostituti della nicotina non sono una soluzione miracolosa, ma possono essere uno strumento prezioso nel percorso per smettere di fumare. Possono aiutare a gestire i sintomi dell'astinenza e a ridurre gradualmente la dipendenza dalla nicotina.

Prima di utilizzare i sostitutivi della nicotina, è consigliabile consultare un professionista della salute per ottenere consigli adeguati alla propria situazione. Nei capitoli successivi, esploreremo altre strategie e consigli per aiutarvi a smettere di fumare e a condurre una vita senza fumo.

CAPITOLO 7: TERAPIA COMPORTAMENTALE E COGNITIVA

La terapia cognitivo-comportamentale (CBT) è un approccio psicologico che si è dimostrato efficace nel processo di cessazione del fumo. In questo capitolo esploreremo i principi di base della CBT, la sua applicazione nella disassuefazione dal fumo e le tecniche e gli strumenti utilizzati per aiutarvi a superare la dipendenza dal tabacco.

7.1 I principi della terapia cognitivo-comportamentale

La CBT si basa sull'idea che i nostri pensieri, emozioni e comportamenti sono interconnessi. Essa mira a identificare e modificare gli schemi di pensiero negativi o irrazionali che possono contribuire alla dipendenza dal tabacco.

Ecco alcuni principi di base della CBT:

- Ristrutturazione cognitiva: consiste nell'individuare i pensieri automatici negativi associati al fumo e sostituirli con pensieri positivi e realistici. Ad esempio, invece di pensare "non riuscirò mai a smettere di fumare", ci si può dire "ho la capacità di smettere di fumare e posso riuscirci".

- Gestione dello stress: la CBT insegna tecniche di gestione dello stress che aiutano a far fronte alle situazioni di stress senza ricorrere al fumo. Queste possono includere esercizi di rilassamento, tecniche di respirazione profonda o attività di distrazione.

- Rinforzo positivo: la CBT si concentra sul rinforzo dei comportamenti positivi associati alla cessazione del fumo. Ciò può includere ricompense per i traguardi raggiunti o l'uso di tecniche di auto-rinforzo, come la tenuta di un diario dei progressi.

7.2 L'applicazione della CBT nella disassuefazione dal fumo

La CBT può essere utilizzata in vari modi per aiutare a smettere di fumare. Ecco alcuni esempi di come la CBT può essere utilizzata per aiutare a smettere di fumare:

- Identificare i fattori scatenanti: la CBT aiuta a identificare le situazioni, le emozioni o le abitudini che scatenano il desiderio di fumare. Riconoscendo questi fattori scatenanti, si possono sviluppare strategie per evitarli o affrontarli in modo più sano.

- Pianificare strategie di coping: la CBT aiuta a sviluppare strategie di coping per affrontare le voglie. Queste possono includere tecniche di distrazione, l'uso di sostituti della nicotina o l'adozione di comportamenti alternativi più sani.

- Rafforzare le capacità di resistenza: la CBT insegna a resistere alle voglie sviluppando l'autoefficacia e le capacità di resistenza. Ciò può includere l'apprendimento di tecniche di rifiuto, la ripetizione di affermazioni positive e l'identificazione dei benefici dello smettere di fumare.

7.3 Tecniche e strumenti CBT per la disassuefazione dal fumo

La CBT utilizza una serie di tecniche e strumenti per aiutare a smettere di fumare. Ecco alcuni esempi comuni:

- Diario dei pensieri: tenere un diario dei pensieri permette di registrare i propri pensieri sul fumo e di identificare i modelli di pensiero negativi o irrazionali. Questo aiuta a prendere coscienza dei propri pensieri e a modificarli in modo più positivo.

- Esposizione progressiva: l'esposizione progressiva consiste nell'esporsi in modo controllato a situazioni che scatenano il desiderio di fumare, al fine di sviluppare la propria tolleranza e rafforzare le proprie capacità di resistenza.

- Training di problem solving: questa tecnica aiuta a identificare i problemi associati alla cessazione del fumo e a trovare soluzioni efficaci. Vi incoraggia a esplorare diverse opzioni e a sviluppare un piano d'azione per affrontare gli ostacoli.

La CBT può essere utilizzata da sola o in combinazione con altri metodi per smettere di fumare, come i sostituti della nicotina. Offre un approccio completo, mirato sia agli aspetti cognitivi che a quelli comportamentali della dipendenza da tabacco.

In conclusione, la terapia cognitivo-comportamentale è un approccio potente per aiutare a smettere di fumare. Lavorando sui pensieri, le emozioni e i comportamenti legati al fumo, è possibile sviluppare abilità e strategie per superare la dipendenza. Nei capitoli successivi esploreremo altri metodi e consigli per aiutarvi nel vostro percorso per smettere di fumare.

CAPITOLO 8: AGOPUNTURA E ALTRI APPROCCI ALTERNATIVI

Nel tentativo di smettere di fumare, siamo spesso disposti a esplorare approcci e metodi diversi. L'agopuntura e altri approcci alternativi sono tra le opzioni che alcuni fumatori prendono in considerazione per aiutarli a smettere di fumare. In questo capitolo esamineremo l'efficacia dell'agopuntura e di altri approcci alternativi e ne discuteremo l'uso nel processo di cessazione del fumo.

8.1 Agopuntura: una pratica antica per smettere di fumare

L'agopuntura è una forma di medicina tradizionale cinese che prevede l'inserimento di aghi sottili in punti specifici del corpo. Secondo la teoria dell'agopuntura, questi punti sono collegati a meridiani energetici che possono essere stimolati per ripristinare l'equilibrio dell'organismo. Nel contesto della disassuefazione dal fumo, l'agopuntura viene spesso utilizzata per ridurre i sintomi dell'astinenza e la voglia di fumare.

Alcuni studi hanno suggerito che l'agopuntura può essere utile per le persone che cercano di smettere di fumare. Ad esempio, uno studio pubblicato sul Journal of the American Medical Association ha rilevato che l'agopuntura auricolare (agopuntura delle orecchie) è associata a una significativa riduzione del desiderio di fumare nei fumatori che stanno cercando di smettere. Tuttavia, altri studi hanno prodotto risultati contrastanti e sono necessarie ulteriori ricerche per confermare l'efficacia dell'agopuntura nella cessazione del fumo.

8.2 Approcci alternativi alla cessazione del fumo

Oltre all'agopuntura, esistono altri approcci alternativi che vengono talvolta utilizzati per smettere di fumare. Eccone alcuni:

- Ipnoterapia: l'ipnoterapia utilizza l'ipnosi per aiutare i fumatori a cambiare il loro comportamento e a modificare i loro pensieri sul fumo. Può essere utilizzata per rafforzare la motivazione a smettere di fumare, ridurre il desiderio e promuovere abitudini di vita sane.

- Terapia a base di erbe: Alcune piante sono note per le loro proprietà calmanti e rilassanti, che possono essere utili per ridurre lo stress e il desiderio. Ad esempio, la passiflora, la valeriana e la melissa sono spesso utilizzate per alleviare i sintomi dell'astinenza.

- Terapie di gruppo e sostegno sociale: partecipare a gruppi di sostegno o a programmi di gruppo per la disassuefazione dal fumo può offrire sostegno emotivo, consigli pratici e la possibilità di condividere esperienze con altre persone nella stessa situazione.

È importante notare che questi approcci alternativi non sono necessariamente adatti a tutti e la loro efficacia può variare da persona a persona. Si raccomanda di consultare un professionista della salute o un operatore qualificato per discutere le opzioni alternative e determinare quella più adatta a voi.

In conclusione, l'agopuntura e altri approcci alternativi possono essere considerati come potenziali coadiuvanti nel processo di cessazione del fumo. Sebbene le prove della loro efficacia siano limitate, alcune persone hanno trovato questi metodi utili per ridurre i sintomi di astinenza e il desiderio. Tuttavia, è importante tenere conto delle differenze individuali e rivolgersi a professionisti sanitari qualificati per ottenere consigli personalizzati. Nei capitoli successivi verranno analizzate altre strategie e consigli per aiutarvi a raggiungere l'obiettivo di una vita senza fumo.

CAPITOLO 9: GESTIONE DEI SINTOMI DI ASTINENZA

Quando si smette di fumare, si può incorrere in una serie di sintomi di astinenza che possono rendere difficile il processo. In questo capitolo esamineremo questi sintomi e vi daremo alcuni consigli pratici su come gestirli efficacemente, in modo da massimizzare le vostre possibilità di successo nello smettere di fumare.

9.1 Sintomi comuni di astinenza

Smettere di fumare può comportare una serie di sintomi fisici ed emotivi. Ecco alcuni dei sintomi più comuni che si possono manifestare:

- Voglie: le voglie sono uno dei sintomi più comuni dell'astinenza. Possono manifestarsi in qualsiasi momento e variare di intensità. È importante capire che le voglie sono temporanee e che col tempo diminuiranno.

- Irritabilità e irrequietezza: smettere di fumare può alterare l'equilibrio emotivo, provocando irritabilità, irrequietezza e persino ansia. È importante trovare tecniche di gestione dello stress per affrontare queste emozioni.

- Sintomi fisici: è possibile che si manifestino sintomi fisici come mal di testa, stanchezza, difficoltà a dormire, aumento dell'appetito, vertigini, aumento della tosse o mal di gola. Questi sintomi sono temporanei e fanno parte del processo di guarigione del corpo.

- Diminuzione della concentrazione: alcuni fumatori riferiscono una temporanea riduzione della capacità di concentrarsi e di ricordare determinate informazioni. Questo può essere dovuto al fatto che il cervello si sta adattando all'assenza di nicotina.

9.2 Strategie per la gestione dei sintomi di astinenza

Fortunatamente esistono strategie efficaci per gestire i sintomi dell'astinenza e renderli più sopportabili. Ecco alcuni consigli pratici:

- Adottare uno stile di vita sano: mantenere una dieta equilibrata, fare esercizio fisico regolare e dormire a sufficienza può aiutare a ridurre i sintomi dell'astinenza. Queste sane abitudini aiutano anche a rafforzare la resistenza fisica e mentale.

- Trovate delle distrazioni: Quando sentite il bisogno di fumare, occupate la vostra mente con attività che vi distraggano. Ad esempio, fare una passeggiata, dedicarsi a un hobby, leggere un libro interessante o ascoltare musica rilassante.

- Utilizzare tecniche di rilassamento: il rilassamento può aiutare a calmare l'irritabilità e l'agitazione. Provate tecniche di respirazione profonda, meditazione, yoga o mindfulness per rilassarvi e calmarvi.

- Trovare sostegno sociale: parlate con amici e familiari del vostro progetto di smettere di fumare e cercate un sostegno sociale. Unitevi a gruppi di sostegno, condividete le vostre esperienze e scambiate consigli con altre persone nella stessa situazione. Il sostegno degli altri può giocare un ruolo cruciale nel vostro successo.

- Utilizzare sostituti della nicotina: i sostituti della nicotina, come cerotti, gomme o inalatori, possono aiutare a ridurre il desiderio e i sintomi di astinenza. Parlate con il vostro medico curante per sapere qual è l'opzione migliore per voi.

9.3 Essere pazienti e persistenti

È importante ricordare che i sintomi dell'astinenza sono temporanei e diminuiranno gradualmente man mano che il corpo si adatta all'assenza di nicotina. Siate pazienti con voi stessi e non scoraggiatevi se incontrate difficoltà. Continuate a usare le strategie che funzionano per voi e siate orgogliosi di ogni passo che fate nel vostro cammino verso una vita senza fumo.

In conclusione, la gestione dei sintomi di astinenza è una fase essenziale del processo di abbandono del fumo. Utilizzando tecniche di gestione dello stress, adottando uno stile di vita sano, trovando distrazioni e cercando sostegno sociale, è possibile ridurre al minimo l'impatto dei sintomi e aumentare le probabilità di successo. Nei capitoli successivi esamineremo altri aspetti importanti del vostro percorso per smettere di fumare.

CAPITOLO 10: RAFFORZARE LA MOTIVAZIONE E LA FORZA DI VOLONTÀ

Quando si decide di smettere di fumare, è essenziale avere una forte motivazione e una ferma volontà di smettere. In questo capitolo esploreremo diverse strategie per rafforzare la vostra motivazione e determinazione, per aiutarvi a superare le sfide e a mantenere il vostro impegno per una vita senza fumo.

10.1 Comprendere la motivazione personale

Il primo passo per rafforzare la motivazione è capire perché si vuole smettere di fumare. Prendetevi del tempo per pensare alle vostre ragioni personali. È per migliorare la vostra salute? Proteggere i vostri cari dai pericoli del fumo passivo? Risparmiare denaro? Migliorare il proprio aspetto? Identificate le vostre motivazioni più profonde e ricordatevele regolarmente quando vi trovate in difficoltà.

10.2 Definizione di obiettivi chiari e realistici

Per rimanere motivati, è importante porsi obiettivi chiari e realistici. Decidete cosa volete raggiungere e preparate un piano d'azione concreto. Ad esempio, fissate una data di scadenza, definite le tappe intermedie e premiatevi quando raggiungete questi obiettivi. Avere obiettivi chiari vi dà una direzione e vi permette di misurare i vostri progressi.

10.3 Visualizzazione del successo

La visualizzazione è una tecnica potente per aumentare la motivazione. Prendetevi qualche momento al giorno per immaginare la vostra vita da non fumatori. Immaginate di svolgere attività che vi piacciono, di essere in buona salute e di sentirvi orgogliosi di essere riusciti a smettere di fumare. Questa visualizzazione positiva rafforza la vostra motivazione e vi aiuta a rimanere concentrati sul vostro obiettivo.

10.4 Utilizzo di affermazioni positive

Le affermazioni positive sono affermazioni positive che si ripetono regolarmente a se stessi per aumentare la fiducia in se stessi e la motivazione. Ad esempio, dite a voi stessi frasi come "Sono in grado di smettere di fumare", "Sono determinato a prendermi cura della mia salute" o "Sto diventando un non fumatore". Ripetete queste affermazioni ogni giorno per rafforzare il vostro stato d'animo positivo.

10.5 Trovare sostegno sociale

Il sostegno sociale è essenziale per rafforzare la motivazione e la forza di volontà. Parlate con amici e familiari di come smettere di fumare. Partecipate a gruppi di sostegno o a programmi di gruppo per smettere di fumare. Il sostegno di altre persone che stanno vivendo la stessa esperienza può incoraggiarvi, motivarvi e darvi un senso di appartenenza.

10.6 Evitare le situazioni di rischio

Identificate le situazioni rischiose che potrebbero compromettere la vostra motivazione e forza di volontà. Ad esempio, se di solito fumate mentre bevete il caffè del mattino, prendete in considerazione la possibilità di cambiare la vostra routine bevendo una tazza di tè. Evitate i luoghi in cui siete stati tentati di fumare e state lontani dai fumatori per un po'. Create un ambiente favorevole al vostro successo.

10.7 Premiarsi

Premiatevi regolarmente quando raggiungete tappe importanti nel vostro percorso per smettere di fumare. Stabilite piccole ricompense per voi stessi, come comprare qualcosa che vi piace, programmare un'uscita speciale o concedervi un momento di relax. Queste ricompense aumentano la motivazione e vi danno qualcosa di cui non vedete l'ora.

In conclusione, rafforzare la motivazione e la forza di volontà è fondamentale per riuscire a smettere di fumare. Comprendendo le vostre motivazioni personali, fissando obiettivi chiari, utilizzando tecniche di visualizzazione e di affermazione positiva, trovando sostegno sociale ed evitando situazioni rischiose, potete rafforzare la vostra determinazione e aumentare le probabilità di successo. Continuate a ricordare a voi stessi i benefici di una vita senza fumo e siate orgogliosi di ogni passo che fate verso questa nuova realtà.

CAPITOLO 11:
EVITARE LE INSIDIE
E LE RICADUTE

Quando si smette di fumare, è importante rimanere vigili e fare attenzione alle insidie e alle situazioni che potrebbero causare una ricaduta. In questo capitolo esamineremo le insidie più comuni che potreste incontrare e vi daremo consigli pratici su come evitarle, in modo che possiate mantenere il vostro impegno per una vita senza fumo.

11.1 Identificare le insidie comuni

È essenziale essere consapevoli delle insidie che potrebbero portare a una ricaduta. Ecco alcune delle insidie più comuni a cui può andare incontro chi smette di fumare:

- Situazioni sociali: eventi sociali, uscite con gli amici o feste possono essere situazioni difficili in cui la tentazione di fumare può essere presente. È importante essere consapevoli di queste situazioni e pianificare strategie per affrontarle.

- Stress: lo stress può essere uno dei principali fattori scatenanti delle voglie. Quando ci si trova di fronte a situazioni stressanti, è importante trovare modi sani per affrontarle, come il rilassamento, l'esercizio fisico o la meditazione.

- Associazioni mentali: dopo aver fumato per lungo tempo, si possono associare al fumo determinate attività o momenti della giornata. Ad esempio, fumare dopo i pasti o con una tazza di caffè. È fondamentale rompere queste associazioni mentali adottando nuove abitudini e trovando sostituti sani.

- Sentimento di privazione: a volte, quando si smette di fumare, si può provare un senso di privazione, come se ci si stesse privando di qualcosa di piacevole. È importante cambiare la propria percezione e concentrarsi sui numerosi benefici e libertà che si ottengono non fumando.

11.2 Sviluppare strategie di evitamento

Una volta identificate le potenziali insidie, è il momento di sviluppare strategie per evitarle. Ecco alcuni consigli pratici:

- Evitare le situazioni ad alto rischio: se sapete che una particolare situazione può scatenare il desiderio di fumare, evitatela il più possibile, almeno nelle prime fasi dello smettere. Se non è possibile, preparatevi in anticipo con tecniche di gestione dello stress e sane distrazioni.

- Utilizzare tecniche di distrazione: quando si è tentati di fumare, trovare un'attività di distrazione per occupare la mente. Può trattarsi di fare qualche esercizio di respirazione, fare una passeggiata, leggere un libro interessante o ascoltare musica.

- Trovare sostegno sociale: il sostegno sociale è prezioso per prevenire le ricadute. Parlate apertamente con la vostra famiglia e i vostri amici di come smettere di fumare, oppure unitevi a un gruppo di sostegno. Condividere le proprie difficoltà e ricevere incoraggiamento può aiutare a rimanere motivati e a evitare ricadute.

- Imparare a gestire le voglie: le voglie possono essere intense, ma sono temporanee. Imparate le tecniche per gestire le voglie, come la respirazione profonda, il rilassamento muscolare progressivo o la visualizzazione. Più si praticano queste tecniche, più si riuscirà a controllare le voglie.

11.3 Affrontare le ricadute con compassione

Nonostante tutti i vostri sforzi, è possibile che abbiate una ricaduta. È importante avere compassione per se stessi e non giudicarsi con severità. Una ricaduta non significa che avete fallito, ma semplicemente che avete incontrato un ostacolo lungo il cammino. Riconoscete ciò che ha portato alla ricaduta, imparate da essa e riprendete il vostro viaggio per smettere di fumare con determinazione.

In conclusione, evitare le insidie e le ricadute è un elemento chiave per mantenere l'impegno a una vita senza fumo. Identificando le insidie più comuni, sviluppando strategie di evitamento e trovando un sostegno sociale, si aumentano le possibilità di successo. Ricordate che ogni giorno senza fumo è una vittoria e che siete sulla buona strada per raggiungere il vostro obiettivo di una vita più sana e libera dalla dipendenza dal tabacco.

CAPITOLO 12:
SOSTEGNO SOCIALE
E FAMILIARE

Quando si decide di smettere di fumare, il sostegno sociale e familiare può svolgere un ruolo cruciale per il successo. In questo capitolo analizzeremo l'importanza del sostegno sociale, come ottenerlo e come coinvolgerlo nel vostro percorso per smettere di fumare.

12.1 Comprendere l'importanza del sostegno sociale

Il sostegno sociale è essenziale quando si tratta di abbandonare un'abitudine così difficile come il fumo. Può aiutare a rimanere motivati, a superare gli ostacoli e a mantenere il proprio impegno per una vita senza fumo. Il sostegno sociale può venire dalla famiglia, dagli amici, dai colleghi di lavoro o dai gruppi di sostegno dedicati alla cessazione del fumo.

12.2 Comunicare apertamente con chi ci circonda

Il primo passo per ottenere il sostegno sociale è comunicare apertamente con le persone che vi circondano. Parlate della vostra decisione di smettere di fumare con la famiglia, gli amici e le persone care. Spiegate perché è importante per voi e come possono sostenervi. Siate sinceri sulle vostre sfide e preoccupazioni e chiedete il loro aiuto e la loro comprensione.

12.3 Coinvolgere la famiglia e gli amici

I vostri familiari e amici possono svolgere un ruolo attivo nell'aiutarvi a smettere di fumare. Ecco alcuni modi per coinvolgerli:

- Chiedete loro di essere i vostri alleati: chiedete a chi vi sta vicino di diventare i vostri alleati nei vostri sforzi per smettere di fumare. Possono incoraggiarvi, ricordarvi perché avete deciso di smettere e aiutarvi a evitare situazioni rischiose.

- Stabilire insieme routine sane: coinvolgere la famiglia e gli amici nella creazione di nuove routine sane. Per esempio, organizzate uscite che non comportino il fumo, fate sport insieme o programmate attività che non siano associate al fumo.

- Trovare un partner per smettere di fumare: se anche qualcuno vicino a voi fuma e vuole smettere, prendete in considerazione la possibilità di sostenervi a vicenda come partner per smettere di fumare. Potrete condividere le vostre esperienze, incoraggiarvi a vicenda e festeggiare insieme i vostri successi.

12.4 Partecipare a gruppi di sostegno

I gruppi di sostegno sono risorse preziose per ottenere il supporto sociale necessario per smettere di fumare. Cercate i gruppi di sostegno locali o le comunità online dedicate alla cessazione del fumo. Questi gruppi offrono uno spazio in cui condividere le proprie esperienze, ricevere consigli pratici e trovare l'incoraggiamento di cui si ha bisogno.

12.5 Utilizzo di applicazioni e piattaforme online

Anche le applicazioni e le piattaforme online possono essere ottimi strumenti di supporto sociale. Esistono applicazioni mobili appositamente studiate per aiutare le persone a smettere di fumare. Offrono funzioni come il monitoraggio dei progressi, consigli, promemoria e la possibilità di connettersi con altre persone che stanno cercando di smettere di fumare.

In conclusione, il sostegno sociale e familiare è un elemento chiave nel processo di abbandono del fumo. Comunicando apertamente con le persone che vi circondano, coinvolgendole attivamente nel vostro processo, unendovi a gruppi di supporto e utilizzando applicazioni e piattaforme online, potete circondarvi di una comunità di sostegno che vi incoraggia e vi motiva. Ricordate che non siete soli nel vostro viaggio per smettere di fumare e che avete persone pronte a sostenervi in ogni momento.

CAPITOLO 13: ADOTTARE NUOVE ABITUDINI DI VITA

Quando si smette di fumare, è essenziale adottare nuove abitudini di vita che promuovano una vita sana lontano dal tabacco. In questo capitolo esploreremo una serie di abitudini che potrete incorporare nella vostra routine quotidiana per rafforzare il vostro percorso per smettere di fumare e aiutarvi a mantenere il vostro impegno a lungo termine.

13.1 L'importanza di uno stile di vita sano

Le abitudini di vita sane sono una parte essenziale del processo di abbandono del fumo. Esse contribuiscono a rafforzare la salute generale, a ridurre il desiderio di fumare e a mantenere la motivazione. L'adozione di nuove abitudini positive vi consentirà di sostituire la vecchia abitudine al fumo con comportamenti utili al vostro benessere fisico e mentale.

13.2 Inserire l'esercizio fisico nella routine quotidiana

L'esercizio fisico regolare può essere di grande aiuto per smettere di fumare. Non solo aiuta a ridurre il desiderio di fumare, ma migliora anche l'umore, l'energia e la salute generale. Cercate di inserire nella vostra giornata almeno 30 minuti di attività fisica da moderata a intensa. Potete scegliere di camminare, correre, nuotare, andare in bicicletta o qualsiasi altra attività vi piaccia. Trovate quella più adatta a voi e fatela diventare un'abitudine regolare.

13.3 Adottare una dieta equilibrata

Un'alimentazione equilibrata svolge un ruolo fondamentale nei vostri sforzi per smettere di fumare. Consumate pasti sani ed equilibrati che includano frutta, verdura, proteine magre e cereali integrali. Evitate gli alimenti elaborati ad alto contenuto di zuccheri e grassi. Quando vi viene voglia di fumare, optate per spuntini sani come frutta fresca, verdure a pezzetti o noci.

13.4 Gestire lo stress in modo sano

Lo stress può essere uno dei principali fattori scatenanti delle voglie. Imparate a gestire lo stress in modo sano utilizzando tecniche di rilassamento come la meditazione, la respirazione profonda o lo yoga. Trovate anche attività che vi aiutino a rilassarvi e a divertirvi, come leggere, ascoltare musica, disegnare o fare giardinaggio. Inserendo momenti di relax e di piacere nella vostra routine quotidiana, ridurrete lo stress e rafforzerete la vostra resistenza alle voglie.

13.5 Dormire a sufficienza

Il sonno è essenziale per il benessere generale e per mantenere l'impegno nel percorso per smettere di fumare. Cercate di mantenere una routine di sonno regolare e di dormire a sufficienza ogni notte. Evitate gli schermi prima di andare a letto, create un ambiente favorevole al sonno e praticate tecniche di rilassamento per addormentarvi più facilmente. Un sonno di qualità vi aiuterà a essere più energici, concentrati e resistenti alle voglie.

13,6 Trovare nuove attività e hobby

Sostituite l'abitudine al fumo con nuove attività e hobby che vi diano piacere. Trovate hobby che stimolino la vostra creatività, come la pittura, la danza, la fotografia o la scrittura. Partecipate ad attività sociali, unendovi a club o gruppi che condividono i vostri interessi. Esplorando nuove passioni e impegnandovi in attività che vi appassionano, avrete meno tempo e interesse per le sigarette.

In conclusione, l'adozione di nuove abitudini di vita sane è essenziale per rafforzare i vostri sforzi per smettere di fumare. Incorporando l'esercizio fisico, una dieta equilibrata, la gestione dello stress, un sonno adeguato e nuove attività nella vostra routine quotidiana, creerete un ambiente favorevole a una vita senza tabacco. Queste nuove abitudini vi aiuteranno a rimanere motivati, a ridurre le voglie e a mantenere il vostro impegno a lungo termine.

CAPITOLO 14:
GESTIRE LO STRESS
E LE EMOZIONI
SENZA TABACCO

Quando si smette di fumare, è importante sviluppare strategie per gestire lo stress e le emozioni senza ricorrere alle sigarette. In questo capitolo esploreremo diverse tecniche e approcci per gestire efficacemente lo stress e le emozioni, consentendovi di proseguire il vostro percorso di disassuefazione dal fumo.

14.1 Comprendere il legame tra fumo, stress ed emozioni

I fumatori spesso usano le sigarette come mezzo per affrontare lo stress e le emozioni negative. Tuttavia, è importante capire che il fumo non risolve questi problemi, ma crea una dipendenza che a lungo andare peggiora la situazione. Smettendo di fumare, si ha l'opportunità di imparare nuovi modi più sani di gestire lo stress e le emozioni.

14.2 Applicare tecniche di gestione dello stress

La gestione dello stress è essenziale per evitare di cedere all'impulso di fumare. Esistono molte tecniche efficaci per gestire lo stress, tra cui la meditazione, la respirazione profonda, lo yoga, il rilassamento muscolare progressivo e la visualizzazione. Provate diversi metodi e trovate quello più adatto a voi. Praticate regolarmente queste tecniche per ridurre lo stress e aumentare la vostra capacità di affrontare le sfide della vita senza tabacco.

14.3 Esprimere le proprie emozioni in modo sano

Smettere di fumare può talvolta portare a un aumento delle emozioni, poiché si impara ad affrontare le sfide quotidiane senza fare affidamento sulle sigarette. Imparate a esprimere le vostre emozioni in modo sano e costruttivo. Si può scrivere un diario, parlare con un amico fidato, praticare attività artistiche o partecipare a gruppi di sostegno in cui condividere le proprie esperienze con altre persone che vivono una situazione simile.

14.4 Adottare tecniche di rilassamento

Le tecniche di rilassamento sono un ottimo modo per gestire lo stress e le emozioni senza fumare. Provate a svolgere attività rilassanti come fare un bagno caldo, ascoltare musica rilassante, passeggiare nella natura, fare giardinaggio o leggere un buon libro. Prendetevi del tempo per rilassarvi ogni giorno e fate di questi momenti una priorità nei vostri programmi.

14.5 Esercitarsi regolarmente

L'esercizio fisico regolare non fa bene solo alla salute fisica, ma anche al benessere mentale ed emotivo. Quando si fa esercizio, il corpo rilascia endorfine, sostanze chimiche che migliorano l'umore e riducono lo stress. Scegliete un'attività fisica che vi piace, come camminare, correre, ballare, nuotare o andare in bicicletta, e praticatela regolarmente. Scoprirete che l'esercizio fisico regolare vi aiuta a gestire le vostre emozioni e a mantenere il vostro impegno per una vita senza fumo.

14,6 Trovare sostegno sociale

Il sostegno sociale è essenziale per affrontare lo stress e le emozioni che comporta smettere di fumare. Circondatevi di persone positive e incoraggianti che vi sostengano nella vostra decisione di smettere di fumare. Unitevi a gruppi di sostegno, partecipate a sessioni di terapia di gruppo o utilizzate app e piattaforme online che offrono supporto e consigli. Parlare dei propri sentimenti con altre persone che capiscono cosa si sta passando può essere molto utile.

In conclusione, gestire lo stress e le emozioni senza fumare è essenziale per mantenere il proprio percorso di stop al fumo. Utilizzando tecniche di gestione dello stress, esprimendo le emozioni in modo sano, adottando tecniche di rilassamento, facendo esercizio fisico regolare e trovando sostegno sociale, rafforzerete la vostra capacità di affrontare le sfide della vita senza ricorrere alle sigarette. Continuate a esplorare diversi approcci e trovate quelli che funzionano meglio per voi.

CAPITOLO 15: MANTENERE LA LIBERTÀ: PREVENIRE LE RICADUTE

Dopo aver smesso di fumare con successo, è importante adottare misure per mantenere la libertà dal tabacco e prevenire le ricadute. In questo capitolo finale, esamineremo le strategie e i consigli per consolidare il vostro percorso di disassuefazione dal fumo e per evitare di ricadere nel vizio.

15.1 Comprendere i fattori di rischio di ricaduta

È essenziale comprendere i fattori di rischio di ricaduta per poterli anticipare meglio e adottare misure preventive. Alcuni fattori comuni sono lo stress, le situazioni sociali, le voglie improvvise, i ricordi legati al fumo e le emozioni negative. Identificate i fattori di rischio che vi riguardano personalmente e preparatevi ad affrontarli in modo proattivo.

15.2 Rafforzare le capacità di coping

Una delle chiavi per prevenire le ricadute è sviluppare solide capacità di coping. Imparate a gestire lo stress, a risolvere i problemi e a prendere decisioni per affrontare le sfide che vi si presentano. Più vi sentirete in grado di affrontare le situazioni difficili senza ricorrere alle sigarette, più sarete resistenti alle tentazioni e alle voglie.

15.3 Evitare i fattori scatenanti

Identificate i fattori scatenanti che vi spingono a fumare e prendete provvedimenti per evitarli il più possibile. Ad esempio, le situazioni sociali in cui gli altri fumano, i luoghi in cui si fuma abitualmente, le attività legate al fumo o particolari momenti di stress. Se non è possibile evitare completamente alcuni fattori scatenanti, pianificare strategie alternative per affrontarli, ad esempio praticando tecniche di rilassamento o utilizzando sostituti della nicotina.

15.4 Mantenere uno stile di vita sano

Uno stile di vita sano è essenziale per mantenere la libertà dal tabacco. Continuate ad adottare abitudini alimentari equilibrate, fate regolarmente esercizio fisico e gestite lo stress in modo sano. Dovreste anche assicurarvi di dormire a sufficienza e di prendervi cura della vostra salute mentale dedicandovi ad attività che vi diano piacere e benessere. Un corpo e una mente sani rendono più resistenti alle voglie.

15.5 Affrontare eventuali ricadute

Nonostante gli sforzi, è possibile che si verifichi una ricaduta. Se ciò accade, non scoraggiatevi e non consideratela un fallimento.

Anzi, sfruttate questa esperienza come un'opportunità per imparare e rafforzare la vostra determinazione a smettere di fumare. Analizzate le circostanze che hanno portato alla ricaduta e pensate a strategie per evitarle in futuro. Non esitate a chiedere supporto a chi vi sta vicino, a partecipare a un gruppo di sostegno o a consultare un professionista della salute.

15.6 Festeggiare i propri successi

Non dimenticate di festeggiare ogni tappa del vostro percorso senza tabacco. Che sia una settimana, un mese, un anno o più, ogni giorno senza tabacco è una vittoria. Premiatevi in un modo che non sia legato al fumo, come un'uscita con gli amici, un momento di relax o l'acquisto di un piccolo regalo per voi stessi. Celebrare i propri successi motiva e ricorda il motivo per cui si è scelto di non fumare.

In conclusione, mantenere la libertà dal tabacco e prevenire le ricadute richiede vigilanza e impegno. Comprendendo i fattori di rischio, costruendo le vostre capacità di coping, evitando i fattori scatenanti, mantenendo uno stile di vita sano, affrontando le potenziali ricadute e celebrando i vostri successi, sarete in grado di rimanere sulla strada di una vita senza tabacco. Ricordate che siete in grado di vivere una vita piena e sana, senza tabacco.

CONCLUSIONE

Complimenti per aver letto il libro "La Liberté retrouvée: Les meilleures méthodes pour arrêter de fumer"! Avete fatto il primo passo verso una vita senza tabacco e verso la libertà di scegliere la vostra salute e il vostro benessere.

In questo libro abbiamo esplorato i diversi aspetti dello smettere di fumare, dai pericoli del fumo ai metodi efficaci per smettere. Abbiamo scoperto gli effetti nocivi del fumo sulla salute e le ragioni che vi hanno spinto a decidere di dire addio a questa dannosa abitudine.

Abbiamo discusso dell'importanza di fissare obiettivi realistici, di prepararsi mentalmente, di scegliere il metodo più adatto a voi e di gestire i sintomi dell'astinenza. Abbiamo inoltre affrontato argomenti quali la motivazione, la prevenzione delle ricadute, il sostegno sociale e l'adozione di nuove abitudini di vita sane.

Ricordate che ogni percorso per smettere di fumare è unico ed è normale incontrare delle difficoltà lungo il cammino. Tuttavia, ora avete le conoscenze, gli strumenti e le strategie necessarie per superare questi ostacoli e mantenere il vostro impegno per una vita senza fumo.

La chiave del successo sta nella vostra determinazione, forza di volontà e perseveranza. Mostrate compassione per voi stessi, siate pazienti e non esitate a chiedere supporto quando ne avete bisogno. Non siete soli: molte persone sono riuscite a smettere di fumare e a vivere una vita più sana e soddisfacente.

Ricordate anche i vantaggi che vi aspettano come ex fumatori. La vostra salute migliorerà, la respirazione diventerà più facile, l'olfatto e il gusto si risveglieranno e vi sentirete orgogliosi del risultato raggiunto. Ogni giorno senza fumo è una vittoria, quindi festeggiate ogni passo che fate.

Al termine di questo libro, vi incoraggio a continuare a coltivare la vostra libertà dal tabacco. Rimanete motivati, adottate strategie di coping e fate della vostra salute e del vostro benessere una priorità. Avete scelto di riprendere il controllo della vostra vita e questo apre le porte a un futuro più luminoso e più sano.

Addio al tabacco e ciao alla libertà ritrovata!

www.ingramcontent.com/pod-product-compliance
Lightning Source LLC
Chambersburg PA
CBHW070335240526
45466CB00027B/1990